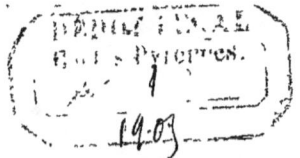

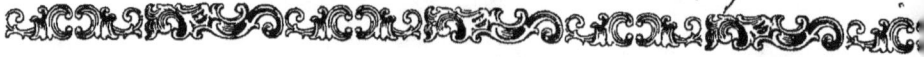

Dr GANDY

BAGNÈRES-MÉDICAL

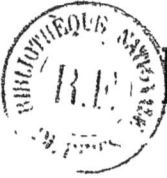

L'Entérite muco-membraneuse

ou

Dysthénie abdominale digestive

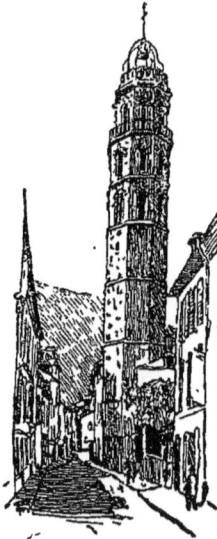

BAGNÈRES
Imprimerie & librairie Péré

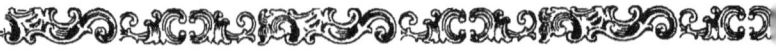

Dʳ GANDY

BAGNÈRES-MÉDICAL

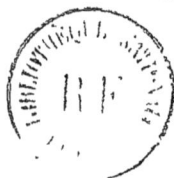

L'Entérite muco-membraneuse

ou

Dysténie abdominale digestive

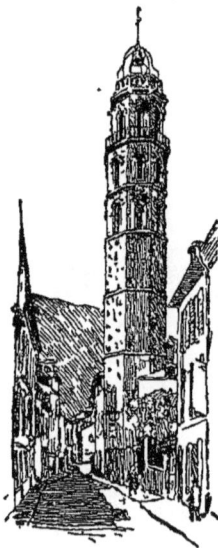

BAGNÈRES-DE-BIGORRE
IMPRIMERIE ET LIBRAIRIE PÉRÉ
—
1904.

DU MÊME AUTEUR

NOTICE THERMALE SUR BAGNÈRES-DE-BIGORRE *(Guide de l'Etranger)* — Péré, Bagnères-de-Bigorre.

BAGNÈRES-MÉDICAL — LES NÉVROSES ; Préface du Dr Beni-Barde — Odoin, Paris ; Péré, Bagnères-de-Bigorre.

TRAITEMENT DES NEURASTHÉNIQUES— Odoin ; — Péré.

LES DEUX MIDI FRANÇAIS — Société d'éditions scientifiques, Paris.

BAGNÈRES-MÉDICAL — LES RHUMATISMES — Péré.

LA CURE HYDROMINÉRALE CHEZ LES ENFANTS dans les états constitutionnels (Congrès d'Hydrologie de Grenoble, 1902).

LES MALADIES DES VOIX RESPIRATOIRES CHEZ LES ENFANTS et le traitement marin en France (Congrès de Thalassothérapie de Biarritz, 1904).

Etc., etc.

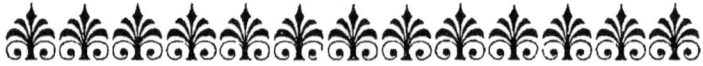

L'ENTÉRO-COLITE MUCO-MEMBRANEUSE

AUX EAUX DE BAGNÈRES

I. — *Un peu d'histoire.*

Tout le monde connaît aujourd'hui cette maladie ou ce syndrôme morbide, et beaucoup de symptômes qu'on aurait autrefois rapportés à des états nosologiques divers s'encadrent désormais, sans effort, dans l'entéro-colite muco-membraneuse.

Il suffit d'être prévenu et attentif pour decouvrir cette maladie là où nous n'aurions vu, il y a quelques années, que des troubles digestifs ou nerveux mal définis, développés sur un fond arthritique.

Est-ce à dire que ce type clinique passait toujours inaperçu? Non, certes. Pour ma part, je me rappelle avoir observé, dès le début de ma pratique thermale, des cas d'entéro-colite muco-membraneuse. Mais ce diagnostic était plus tardivement et surtout beaucoup plus rarement porté, pour que, je le répète, l'attention

du médecin n'était pas attirée sur la fréquence possible
de ce syndrôme. Il existait, moins fréquent peut-être
qu'aujourd'hui, mais il était souvent méconnu.

On pourrait démontrer que la dysthénie abdominale
digestive — pour employer l'heureuse dénomination de
mon confrère Rosiers — se retrouve dans les plus
anciens documents de notre clinique thermale. Cas-
tetbert, Descaunets, Sarrabeyrouse, Ganderax, ont traité
à Bagnères, avec succès, des baigneurs atteints de cette
maladie. Dans leurs écrits, comme dans les écrits des
Bordeu, il n'est pas difficile de déceler des observations
d'entéro-colite muco-membraneuse améliorée ou guérie
par l'usage de nos eaux. Quand ces auteurs parlent
d'*affections sous-diaphragmatiques* entraînant de l'*hypo-
condrie* ou des troubles nerveux, d'évacuation de
matières glaireuses, de *névroses du conduit alimentaire*,
d'alternatives de constipation et de diarrhée, etc., etc.,
on arrive parfois à reconstituer la dysthénie abdominale
aussi aisément que les paléontologistes reconstituent un
squelette entier avec quelques ossements.

L'histoire clinique de nos eaux et leur analogie avec
certaines sources renommées dans le traitement de cette
maladie nous apportent un témoignage concluant.

Cette conclusion se dégage d'ailleurs logiquement
de l'étude raisonnée de notre thérapeutique thermale.
Une station où se traitent avec succès, depuis des
siècles, les diverses manifestations du neurarthritisme
était nécessairement destinée à recevoir un groupe
de malades qui occupe une place importante au point
d'intersection de la névrose et de l'arthritisme.

Notre station était, d'ailleurs, en quelque sorte,

privilégée pour répondre aux multiples exigences de cette clientèle : vertu doucement laxative de certaines de nos sources, action sédative de certains bains, tonique et modérément excitante de certains autres, échelle thermale étendue permettant de varier et de graduer la médication balnéaire... Que manquait-il à notre station pour pouvoir rivaliser avec certaines stations spécialisées, comme Plombières, dans le traitement de la dysthémie abdominale digestive ?

Des installations et un outillage appropriés à ce traitement, la coordination de nos ressources thérapeutiques en vue de ce but détermine.

Aujourd'hui c'est chose faite.

Grâce à l'impulsion de plusieurs membres du corps médical bagnérais, nos établissements thermaux se sont mis en mesure de satisfaire aux nécessités de cette thérapeutique spéciale, et, mieux que cela, la station tout entière s'est organisée pour fournir aux médecins tous les moyens d'action que comporte le traitement de cette affection.

II. — *Nos ressources thérapeutiques.*

1º **Les Eaux**. — Toutes nos eaux, ou à peu près, peuvent être mises à contribution par les malades atteints d'entéro-colite.

En boisson, les eaux modérément laxatives de *Lasserre*, de la *Rampe*, de la *Peyrie*, sont utiles pour combattre la constipation. — Dose 1 a 6 verres.

Les buvettes de *Salut* et du *Grand-Pré* (source ma-
gnesienne) sont fréquentées par les dyspeptiques
nerveux; la buvette de *Salies*, par les dyspeptiques
atones, dont les fibres musculaires ont besoin d'être
stimulées.

La source de *Tivoli* (19°) présente une physionomie
très personnelle : Sa basse thermalité et sa faible
minéralisation lui font une place à part dans la station.

On l'a justement appelée l'Evian des Pyrénées.
Toutes deux se rapprochent de l'eau pure par l'absence
de toute propriété chimique manifeste, et doivent leur
vertu à une sorte de dynamisme discret, dont la nature
exacte a échappé jusqu'ici aux recherches scientifiques.

Tivoli, comme Evian, convient aux organes digestifs
irritables, qui ne peuvent supporter aucune eau active,
et constitue une des meilleures eaux de table que l'on
puisse conseiller.

2° **Bains** — *Salut, le Foulon, le Platane, Marie-
Thérèse*, sont les bains les plus recherchés, soit parce
que ces sources sont utilisées près de leur point d'émer-
gence et à leur température native, soit parce que ces
bains, plus sédatifs que tous les autres, conviennent
mieux à la généralité de nos malades, chez qui domi-
nent les symptômes spasmodiques et douloureux.

Au contraire, les sujets atones et sans résistance
préféreront les bains plus fortement minéralisés de
Salies, du *Dauphin*, etc.

Saint-Roc, la *Reine*, le *Grand-Pré*, etc., représentent
des types intermédiaires qui trouvent facilement leur
emploi.

La durée des bains varie, suivant l'ordonnance des médecins, de quelques minutes à une heure ; la température, de 32° (source de la Pompe, a *Salut*) à 36° ; rarement au delà.

3° **Douches diverses**. — Les douches jouent un rôle adjuvant assez considérable dans le traitement de la dysthénie abdominale.

Tempérées, froides, écossaises, alternantes ; à lance' à jet brisé, a pomme d'arrosoir ; à faible ou à forte pression, leur formule varie suivant le temperament du malade, la forme, le moment, le degré de gravité de la maladie.

La douche froide, énergiquement appliquee sur la région hépatique, donne parfois des resultats remarquables, quand la constipation est due à l'inertie du foie.

La *douche sous-marine*, imitée de Plombières, est administrée dans le bain, une lame d'eau étant interposée entre la douche et la paroi abdominale. On peut prendre cette douche dans plusieurs baignoires des Thermes et de Salut.

4. **Enteroclyse**. — La douche rectale ou entéroclyse est l'agent spécial et souvent essentiel du traitement.

Quand il y a inpossibilité de se transporter aux établissements thermaux, on peut prendre cette douche a domicile, et l'on se guide alors, pour le choix de l'eau thermale, sur les indications que nous avons données plus haut.

Mais il y a tout avantage, quand on le peut, à suivre

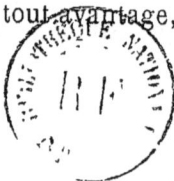

ce traitement près des sources et dans les conditions les meilleures d'installation.

Aux Thermes, à Salut, à Tivoli, des services d'entéroclyse sont organisés conformément aux exigences de l'hygiène et de la thérapeutique.

Celui de Tivoli, le plus récemment installé, nous servira de type pour notre description.

Un réservoir cylindrique en verre, d'une contenance de 15 à 20 litres, glisse verticalement entre quatre colonnes ; on peut, au moyen d'une poulie, l'élever et l'abaisser à volonté, de 0ᵐ à 0ᵐ 80 au-dessus du lit du malade.

La capacité relativement considérable de ce réservoir permet de donner des irrigations rectales à double courant (ainsi que des injections vaginales).

Il porte une graduation où le malade peut suivre les variations de niveau du liquide, et il est muni d'un thermomètre lisible à distance.

La température de l'eau peut varier de 35° à 48°.

De la base part le tuyau mobile auquel est adaptée la canule de caoutchouc, simple ou à double courant (1), longue de 25 à 35 centimètres.

Le malade s'étend sur un lit métallique, dont le sommier, uniquement formé de lames d'acier, est recouvert de linoléum. Une ouverture est pratiquée au centre pour prévenir tout accident et permettre, au besoin, l'évacuation immédiate du liquide.

Une manette est à la portée du malade pour qu'il puisse lui-même régler la presssion de l'injection ;

(1) Canule du Dr Rosiers.

chaque tour de manette correspond à 10 centimètres d élévation.

Une cuvette hygiénique, et un lavabo complètent le mobilier spécial de la cabine.

Toutes les précautions sont prises pour prévenir les moindres accidents : le personnel est dressé à ce service, et, en outre, une instruction spéciale, affichée dans la cabine, rappelle au malade, d'une manière précise, tous les détails de l'opération.

5° **Médications accessoires. — Massage.** — Bagnères possède d'excellents masseurs et masseuses, provenant de diverses écoles françaises ou suédoises. Dans bien des cas, le massage est un adjuvant précieux du traitement.

ELECTROTHÉRAPIE. — Les courants continus, la ranklinisation, le massage électrique, de même que certains procédés spéciaux de gymnastiques font l'objet d'installations particulières, sous la direction immédiate du médecin.

RÉGIME ALIMENTAIRE. — Il est réglé par les médecins et peut être suivi aisément, soit dans les hôtels, soit dans les nombreuses maisons où l'on reçoit les baigneurs.

On trouve chez les boulangers du pain complet, ou pain Kneipp, préparé avec la mouture du grain de blé entier.

On peut également faire à Bagnères des cures de *képhir* et des cures de *petit lait*,

III. — *Quelques Observations.*

OBSERVATION I. — Mme Z. . m'est adressée dans un tel
délabrement de santé que ses médecins et sa famille
me demandent d'envoyer une dépêche dès qu'elle sera
sera arrivée à destination.

Le cas est en effet des plus sérieux. Mme Z..., atteinte
depuis plus d'un an d'entérite muco-membraneuse, est
dans un état cachectique des plus alarmants. Amaigris-
sement très prononcé qui donne à cette femme de
40 ans l'aspect d'une vieille femme, — extrême faiblesse
qui fait redouter une syncope; intolérance presque
absolue de l'estomac pour les aliments ; vomissements ;
selles diarrhéiques, fétides.

Dans le cours de sa maladie, Mme Z... a présente,
dans la fosse iliaque gauche, une douleur tenace, de la
résistance et de la matité qui ont fait songer à
la possibilité d'une tumeur suspecte. L'état ge-
néral plaiderait dans le même sens. Mais les anté-
cédents permettent d'établir nettement le diagnostic
d'entéro-colite.

L'inanition de la malade me paraissant constituer
un danger imminent, je me décide à essayer immé-
diatement le képhir n° 2. L'estomac le garde, et la diarrhée
s'arrête. Encouragé par ces premiers bons effets, je
continue le képhir et j'en augmente la dose. On donne
à la malade de la viande crue, et on lui administre,
dans son lit, des douches rectales d'eau de *Salies.*

Bientôt, ses forces paraissant revenir, je la fais

baigner à *Versailles*, établissement voisin de son domicile. Les progrès sont quotidiens. Les symptômes locaux s'effacent. Plus tard elles se baigne à *Saint-Roch*.

En 25 jours, par le concours du képhir, des douches rectales et des bains, cette femme a été transformée. Elle a gagné 6 kil.; elle a retrouvé une bonne partie de ses forces, son entrain et sa gaieté. Quand elle est partie, elle avait dix ans de moins.

Je l'ai revue les années suivantes; la guérison s'est consolidée et accentuée. Elle est seulement obligée, pour éviter des crises, de pratiquer l'entéroclyse de temps en temps et d'observer quelques précautions dans le régime.

OBSERVATIONS. II — Mlle de F..., après quelques jours de malaise digestif, est surprise par un vomissement de sang considérable.

On la soigne, ce symptôme ne se renouvelle pas; et, au bout de quelque temps, on découvre les signes non douteux d'une entéro-colite muco-menbraneuse. Pendant plusieurs mois, on la met au repos et à un régime sévère : lait, jaunes d'œuf, poudre de viande, laxatifs, douches rectales.

Son état s'améliore. Mais les progrès deviennent plus rapides, dès qu'on peut la transporter et lui faire suivre un traitement à *Salut* : boisson, bains, douches, entéroclyse.

Après une cure thermale, consciensieusement pratiquée, elle est rendue définitivement à la santé.

OBSERVATION III. — Mme H... était venue, il y a quel-

ques années à Bagnères, pour des crises d'entéralgie.
Très soulagée après une saison, elle avait négligé sa
santé. Elle revient maintenant avec une entérite muco-
membraneuse des plus caractérisées. Elle a eu, l'hiver
dernier, des poussées violentes, qui se sont compliquées
de phénomènes graves du côté du cœur. On l'a crut
perdue.

Je l'envoie au bain du *Platane*, et lui fait prendre,
— chez elle, à cause de son extrême faiblesse, — des
douches rectales d'eau bouillie d'abord, ensuite d'eau
de *Salies*.

Les résultats sont assez satisfaisants pour qu'elle
puisse suivre bientôt, aux Thermes, un traitement
complet.

Cette malheureuse femme, qui rendait des fausses
membranes longues de quarante et larges de quatre
centimètres et des amas de sable intestinal, ne rend plus
que quelques pellicules. Elle reprend de l'embonpoint
et des forces.

Elle s'en va très améliorée ; et, une seconde saison,
un an après, achève de la mettre en bon état.

OBSERVATION IV. — M. T.... voyageur de commerce, a
gagné une bonne entérite glaireuse, conséquence de
constipation prolongée. Il souffre, maigrit, et devient
impropre au travail.

Six semaines de repos et de régime ; l'entéroclyse
thermale ; l'eau de la *Rampe*, à jeun ; l'eau de *Tivoli*,
à table ; les bains de la *Reine* ou de *Salut*, les douches
écossaises le rétablissent et le mettent en mesure de
reprendre ses occupations.

OBSERVATION V. — La petite B..., âgee de 7 ans, est malade depuis deux ans, à la suite d'une gastro-entérite. Elle passe par des alternatives de constipation et de diarrhée, avec glaires et pellicules abondants. Son estomac supporte très peu d'aliments. Elle s'étiole et dépérit.

Je commence par lui faire prendre, à domicile, des bains d'eau de la *Reine*, et quelques douches rectales avec la même eau. Elle ne prend que du lait, des bouillies de céréales, quelques œufs, de l'eau bouillie ou de l'eau de *Tivoli*.

Encouragé par les premiers effets, je l'envoie se baigner aux Thermes. Après cinq ou six bains de la *Reine*, le corps de cette fillette se couvre d'une éruption acnéiforme, que je considère comme favorable. J'interromps les bains, l'éruption disparaît. Puis, l'enfant me paraissant très énervee, je l'envoie à *Salut*. Les injections rectales continuent à être données à domicile.

A certain moment, l'estomac étant devenu intolérant, à la suite d'un écart de régime, et les selles ayant repris mauvais aspect, je donne du képhir que l'enfant prend sans trop de répugnance et dont elle se trouve très bien

Je fais pratiquer du massage, avec succès, pour combattre la dilatation de l'estomac et du colon.

Après une première saison, l'état local et l'état général s'améliorent sensiblement.

La mère, intelligente et persévérante, vient trois années de suite. Aujourd'hui, l'enfant est guérie et robuste.

J'ai soigné ainsi un certain nombre d'enfants atteints

de cette maladie et dont l'existence était compromise.
Tous ont retiré d'excellents résultats de leur séjour aux
eaux de Bagnères.

Je dois signaler, pour quelques-uns, les bons effets
de la grande piscine, où, en plus des bains, ils prati-
quent l'exercice de la natation, parfois salutaire dans la
dysthénie abdominale des enfants.

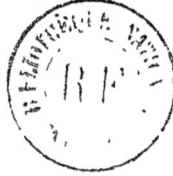

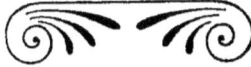

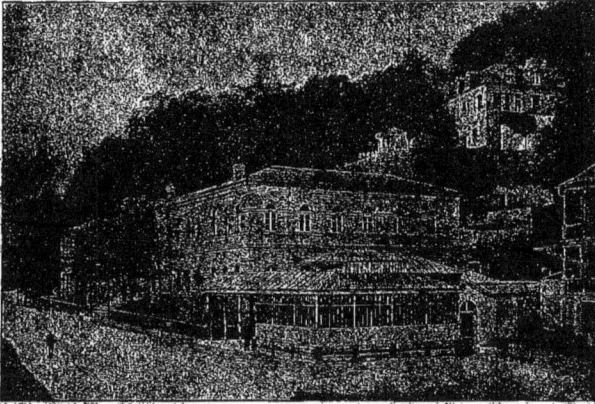

Thermes de Bagnères-de-Bigorre